AF712343

urent.

T64 b
55
A

Tb 64
165
A.

SYSTÈME
DES
PASSES MAGNÉTIQUES
OU ENSEMBLE
DES PROCÉDÉS DE MAGNÉTISATION,

EXTRAIT DU COURS

DU PROFESSEUR P. LAURENT.

BIBLIOTHÈQUE ROYALE

1. PRENDRE LE RAPPORT.

C'est la première et la plus indispensable des opérations. On fait asseoir le sujet qu'on veut magnétiser sur une chaise. Ses pieds doivent se toucher et ses mains doivent reposer sur ses cuisses. On s'asseoit vis-à-vis de lui, de manière à mettre ses genoux en contact avec ceux du sujet (dans le cas où ce sujet est une femme, on n'établit pas ce contact des genoux et l'on s'assied un peu de côté et non vis-à-vis). Puis on prend les pouces; ce qui se fait de cette manière: 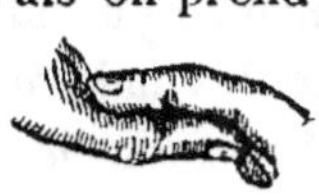 Le magnétiseur place chacun

1843

de ses pouces contre chacun des pouces opposés du magnétisé, de telle sorte, que les faces palmaires de ces pouces soient appliquées l'une contre l'autre, dans toute leur longueur. On reste dans cette position sans presser les pouces, écoutant seulement leur pulsation, et en regardant fixement avec une forte volonté, ou le vertex du sujet ou son épigastre (si le sujet est une femme, on regarde plutôt l'épigastre) pendant 3, 4, 8, 12, 15 minutes; jusqu'à ce qu'on remarque chez le sujet quelques symptômes précurseurs du somnambulisme, ou annonçant l'action magnétique, tels que pulsations plus rapides, sécheresse de la gorge qui force à avaler sa salive, frémissement des lèvres, clignotement des paupières, etc.

Pour obtenir une action énergique, il faut vouloir vivement que la tête et l'estomac s'engourdissent, que le sommeil pèse sur tout le système nerveux du magnétisé.

2. PASSES LATÉRALES.

On se tient droit devant le magnétisé qui reste assis. On porte ses deux poings fermés au-dessus de la tête du sujet, là on les ouvre brusquement et on tient un moment, au-dessus du vertex, les deux mains étendues avec les doigts serrés, de telle sorte, que les mains soient alors disposées en cuiller et placées parallèlement, leur concavité regardant le vertex. Puis on fait descendre les mains en cuiller, l'une à droite, l'autre à gauche, de manière à embrasser les pariétaux, sans les toucher; on tient les mains un moment dans cette position, et de là on les abaisse sur les épaules et les clavicules toujours sans toucher : on les tient un moment dans cette position, et de là on les fait s'abaisser doucement le long des bras, des avant-bras et des mains du sujet, de telle sorte que le pouce du magnétiseur écarté des autres doigts, suive en dedans le trajet des nerfs brachial, radial et cubital. Arrivé aux doigts du sujet, le magnétiseur *rompt*, c'est-à-dire qu'il écarte brusquement ses mains du corps du magnétisé et il recommence la même passe. Il est bien entendu que pendant ce trajet parcouru du vertex aux doigts, les mains étendues du magnétiseur ont eu, sans contact, leur face palmaire parallèle à la peau des parties en rapport. Il est bien entendu aussi que cette passe doit être soutenue par une forte volonté d'action engourdissante.

3. PASSES MÉDIANES.

On se tient droit devant le magnétisé qui est assis. On élève les poings fermés au-dessus du vertex, puis les ouvrant brusquement, on étend les mains en cuiller, la concavité de ces mains regardant le vertex et placées près de ce vertex, sans contact. On les y maintient aussi un moment, de là on les abaisse en même temps, et parallèlement disposées sur le visage et la poitrine du sujet jusqu'à la région épigastrique. Là on s'arrête un instant, pour influencer spécialement le plexus solaire, puis on fait descendre les mains jusque au-dessous du nombril. Arrivées à ce point, les mains du magnétiseur, continuant à s'abaisser, s'écartent l'une de l'autre obliquement ; l'une est dirigée vers le membre inférieur droit, l'autre vers le membre inférieur gauche. On les fait descendre doucement le long des cuisses, des jambes et des pieds, écartant les pouces, de telle sorte qu'ils correspondent particulièrement en dedans au trajet des nerfs cruraux, fémoraux et poplités. Aussitôt que l'on arrive aux orteils, on rompt et on recommence. Il ne faut point, par cette passe, agir avec les pointes des doigts, mais bien avec la face palmaire de la main, qui doit être parallèle à la surface parcourue sans contact. — Toujours ferme volonté d'engourdir.

4. PASSES ANTÉRO-POSTÉRIEURES.

Elles sont analogues aux précédentes; seulement on agit spécialement en avant et en arrière. On est droit et l'on se tient à la droite ou à la gauche du magnétisé. On élève les poings au-dessus de la tête du sujet, on les ouvre brusquement, et on étend la main en cuiller sur le vertex. Alors on fait descendre doucement, sans contact, les mains étendues, avec les doigts serrés, jusque au bas du tronc. L'une descend vers l'occiput, suit la direction de la colonne vertébrale jusqu'aux coccyx, pendant, qu'en même temps, l'autre descend vers la face, le milieu de la poitrine, le milieu de l'abdomen et vient se terminer au pubis. — On rompt et l'on recommence.

La main qui parcourt la région postérieure, pour ne point changer la position du sujet, pourra passer derrière le dos de la chaise ou du fauteuil qu'occupe le magnétisé.

5. PASSES DUPOTEY.

On est droit devant son magnétisé qui est assis. On s'éloigne de trois pas du sujet et l'on se campe, c'est-à-dire qu'on s'établit solidement sur ses pieds, l'un étant placé un peu en avant et l'autre un peu en arrière. Alors on tend horizontalement le bras, l'avant-bras et la main... Celle-ci est étendue et à la hauteur du vertex du sujet (on peut ne faire agir que le membre droit, ou bien employer concurremment le droit et le gau che le premier s'avançant plus que le dernier). On fait descendre doucement cette main, jusqu'à ce que sa pointe soit dirigée vers l'ombilic, là on rompt sans brusquer le mouvement. Puis on élève de nouveau le bras, l'avant-bras et la main, on ferme celle-ci et on l'ouvre rapidement, la tenant à la hauteur du vertex; en même temps on fait un demi pas pour se rapprocher du sujet. Alors on fait descendre doucement la main du vertex où elle pointe, jusqu'à la région épigastrique. Et on rompt faiblement. Puis de nouveau en avançant d'un demi-pas, on élève la main fermée jusqu'à la hauteur du vertex, on l'ouvre brusquement, et on la fait descendre doucement jusqu'à la hauteur du menton. Puis, s'approchant encore d'un demi-pas, on procède de même, n'abaissant la main que jusqu'au nez. Puis avançant encore d'un demi-pas, on procède de la même manière, mais on n'abaïsse la main que jusqu'aux yeux, là on la fait pointer entre les deux yeux, ou sur l'un ou sur l'autre des yeux, en lui imprimant un mouvement rapide de frémissement. On rompt et on recommence. Toujours volonté puissante.

6. PETITES PASSES.

On se tient droit tout près du sujet qui est assis. On appuie une main sur l'épaule du magnétisé, tandis que l'autre se porte fermée au-dessus du vertex, et s'ouvre rapidement se disposant en cuiller, comme dans les premières passes. Puis on fait descendre doucement cette main jusqu'à la partie inférieure de la poitrine, où l'on rompt sans effort. Et l'on recommence. Cette main qui effectue les passes, tantôt suit en descendant la direction de la ligne médiane en avant ou en arrière, tantôt se promène de haut en bas sur les côtés de la face et sur les épaules. On est donc obligé de tourner autour de son magnétisé. On emploie à faire ces passes courtes, tantôt la main droite, tantôt la main gauche. Celle qui ne fait pas les passes, s'appuie sur l'une ou sur l'autre épaule du sujet, à mesure que le magnétiseur tourne autour de lui. Les petites passes sont moins pénibles pour le magnétiseur que toutes les autres. Elles ont moins d'énergie.

7. PASSES DE BAS EN HAUT.

Le sujet étant couché horizontalement, ou même restant assis, on porte les deux mains étendues en cuiller vers les deux pieds du sujet, et on les fait remonter parallèlement disposées jusque à la tête. On rompt et on recommence.

Ces passes sont fort dangereuses et peuvent donner au magnétisé des congestions cérébrales, ou développer des céphalalgies intenses et persistantes. On ne doit les employer que lorsqu'une somnambule lucide les demande pour elle.

8. COURANT DE MESMER.

L'inventeur du magnétisme admettait dans l'organisation l'existence de pôles et de courants magnétiques. Il voulait qu'au moment de la magnétisation, le magnétiseur fût placé au nord, et que le magnétisé regardât le nord.

Ces pôles et ces courants existent-ils? On peut le contester. Ces positions relatives du sujet et du magnétiseur sont-elles indispensables, ou seulement convenables? On ne sait. Il peut être bon d'obéir à l'injonction de Mesmer, et, dans tous les cas, c'est toujours facile.

Pour opérer ce courant, on porte d'une main les extrémités des doigts réunis perpendiculairement et un peu obliquement de bas en haut, à un pouce environ de la région épigastrique du sujet, tandis que l'autre main a ses doigts réunis, portés sur le vertex et dirigés vers la région épigastrique, ou plutôt vers les doigts réunis de la main qui pointe vers l'épigastre. On reste fixement dans cette position, regardant alternativement, avec forte volonté, le vertex et la région épigastrique, tandis que l'on dirige mentalement un courant magnétique de haut en bas, ou de bas en haut; à son gré. Ce courant, qu'il existe ou non, s'étend ou est censé s'étendre de l'une à l'autre main; on reste dans cette position, 2, 4, 6, 12 minutes plus ou moins. Cette opération, qui est très-active, peut s'exécuter d'une manière analogue dans toutes les parties du corps, toujours de façon à opposer les extrémités des doigts à distance; ima-

R.F.

ginant un courant qui s'établit des uns aux autres. Ainsi on fait passer le courant d'une oreille à l'autre, d'un œil à l'autre, d'un œil à l'occiput, etc.

9. COURANT DE LAUSANNE.

Il est destiné à apprécier les altérations organiques et les désordres internes.

Le magnétiseur étend ses deux mains parallèlement, de telle sorte que leur pointe soit dirigée perpendiculairement sur la région du cœur, à deux centimètres de la poitrine du sujet. Il les laisse agir ainsi longtemps (12 à 15 minutes), restant attentif à l'impression que lui, magnétiseur, va recevoir. Au bout d'un espace de temps qui varie, il sent à l'une ou à l'autre de ses mains un courant qui s'établit. Il suit alors la direction de ce courant avec la main qui a éprouvé l'impression, et il est ainsi conduit, par ce courant, jusqu'au point où se trouve l'altération organique, où le désordre interne. Au-delà de ce point le courant s'arrête, on ne craint donc pas de se tromper.

On trouve des magnétiseurs très-impressionnables, qui sont infailliblement guidés par ce courant; d'autres ne le sentent pas.

10. INSUFFLATION.

C'est une magnétisation spéciale. On *souffle à chaud*, à distance éloignée, ou rapprochée, ou bien encore au contact. A distance, on ouvre à demi la bouche, et on émet doucement une masse d'air large, la dirigeant sur un point ou sur un autre. Au contact, on étend un mouchoir de poche, ou une serviette, ou un tissu de laine sur la partie qu'on veut insuffler; on applique sa bouche sur le mouchoir ou sur le tissu, et on souffle très-fort, en enflant ses joues, et ne laissant s'échapper que peu d'air à la fois. On peut insuffler à travers une épaisseur plus ou moins grande de vêtements; de même aussi à travers un matelas. C'est un procédé très-actif, mais bien fatiguant pour le magnétiseur. On l'applique aux douleurs locales, circonscrites, aux contusions, aux échymoses, aux inflammations aigues bornées à un seul point. On insuffle les yeux, les oreilles, la langue, etc. On souffle à froid pour *dégager*, c'est-à-dire pour enlever l'action magnétique, soit généralement, soit partiellement. Pour cela, on sert la bouche et l'on émet un jet mince et rapide, à distance ou presque au contact.

11. MASSO-MAGNÉTISME

C'est masser en magnétisant. Ce qui se fait par *frictions*, par *percussions* et par *broiement*.

Par frictions au tronc. On applique la main sur une partie du tronc pour établir le rapport, et de l'autre main on frictionne à plat de haut en bas et doucement sur toutes les parties lésées. On peut aussi frictionner, toujours la main à plat, mais par un mouvement circulaire ou de rotation et non longitudinalement.

Aux membres supérieurs. D'une main on saisit la main du

magnétisé, et de l'autre on frictionne à plat depuis l'épaule en descendant jusqu'à la main. Et on recommence.

Aux membres inférieurs. Procédé analogue à celui employé pour les membres supérieurs.

Par percussions. On procède comme par frictions, excepté qu'au lieu d'appliquer la main à plat, on réunit les cinq doigts de la main, et avec leurs pointes ainsi réunies, on donne de petits coups, descendant peu à peu et se dirigeant de haut en bas. Ce qui s'emploie pour le tronc et pour les membres.

Par broiement. Ce procédé ne s'applique guères qu'aux membres. On embrasse un membre de ses deux mains réunies, puis les faisant descendre peu à peu de la base à l'extrémité, l'on pétrit ou l'on malaxe successivement toutes les chairs, doucement ou rapidement, avec mollesse ou avec force selon l'indication.

Telles sont toutes les passes et tous les procédés magnétiques directs, aujourd'hui en usage. Les uns ont pour but d'endormir ; d'autres de faire sentir une action vive comme expérience ; d'autres doivent soulager ou guérir avec ou sans somnambulisme, les organes malades.

On comprendra facilement que toutes les passes, que tous les courants peuvent s'effectuer aussi bien sur un sujet assis. Il est inutile de décrire les modifications de ces passes et courants employés sur un magnétisé horizontalement placé sur un lit bas, ou sur un canapé. Il suffit de dire que cette position du sujet est plus commode pour lui et plus fatigante pour le magnétiseur

Toutes les fois qu'on veut provoquer le somnambulisme, il faut commencer par prendre le rapport.

Les passes latérales, les passes médianes et les antéro-postérieures sont particulièrement destinées à procurer le sommeil magnétique. La passe médiane est très employée pour faire avorter une crise épileptique. Il ne faut pas alors, y employer trop d'énergie.

Les passes Dupotey sont très-énergiques et fort convenables aussi pour donner le sommeil. Quelques magnétiseurs n'emploient que ces passes, surtout en public.

Les petites passes amènent en général plus difficilement le somnambulisme. Elles conviennent spécialement aux maux de tête. Le magnétiseur les emploie aussi pour se reposer un peu, quand il est fatigué par l'action des grandes passes.

Dans le cas où une crise se développe chez un sujet très-impressionnable sous l'influence magnétique, il faut se reculer et magnétiser à la distance de 4, 6, 8, 10 pas, avec mollesse, ou même n'employer qu'un doigt d'une seule main.

Le courant de Mesmer a une action très énergique sur tous les organes malades. On s'en sert quelquefois en le dirigeant de l'estomac à la tête, pour provoquer le trouble de la circulation et de la digestion chez l'incrédule qui vous nomme jongleur ou charlatan, se faisant fort de résister à toute action magnétique.

Le courant de Lausanne a pour but unique le diagnostic et l'appréciation de l'affection organique si elle existe.

Les insufflations à chaud sont des actions magnétiques

avantageuses quand il faut soulager ou enlever des douleurs spéciales, des contusions, des foulures, etc. Une ecchymose disparaît par l'insufflation à chaud au contact.

Le masso-magnétisme convient principalement dans les rhumatismes, les paralysies, et même les tumeurs scrophuleuses indolentes.

Au reste l'application judicieuse de tel ou tel procédé doit varier comme le magnétiseur et le magnétisé. Celui-là seul en tire le meilleur parti possible, qui a été long-temps dirigé par des somnambules lucides.

RÉVEIL ET DÉGAGEMENT MAGNÉTIQUE.

Avant de réveiller un sujet qui a été endormi magnétiquement pour la première fois, il faut toujours avoir soin, si l'on est parvenu à s'en faire comprendre, de convenir avec lui, pour les séances ultérieures, de deux signes qui devront être faits dorénavant par le sujet : le premier signe devra indiquer dans toutes les séances consécutives, si le magnétisé dort du sommeil somnambulique ; le second de ces signes devra marquer à chaque séance ultérieure si le magnétisé est arrivé à la période de lucidité. Il est d'ailleurs imprudent d'exiger davantage du sujet qu'on plonge pour la première fois dans le sommeil magnétique.

Lorsqu'on veut réveiller un somnambule, on se place vis-à-vis de lui et de ses deux mains on fait des passes en travers avec la ferme intention de réveiller le sujet. Pour faire des passes transversales, on réunit ses deux mains étendues, les faces palmaires de ces mains regardant la tête du magnétisé, puis on les écarte brusquement en dehors, c'est-à-dire à droite et à gauche horizontalement. On recommence plusieurs fois de cette manière, agissant avec rapidité. Puis on vient à la face et d'une façon analogue, on part de la ligne médiane et l'on écarte les mains brusquement en dehors. On en fait autant à la poitrine et successivement au ventre, aux deux cuisses, aux deux jambes et aux deux pieds. Beaucoup de magnétiseurs, après avoir ainsi écarté rapidement leurs mains en dehors, les secouent avec vivacité, comme s'ils jettaient quelque chose qui s'y serait attaché. Ayant dégagé de haut en bas, comme il vient d'être dit, on recommence ainsi de suite jusqu'à ce que le sujet soit bien revenu à son état ordinaire. On peut, tout en faisant ces passes transversales, souffler à froid, ce qui aide à dégager. Pour ne pas souffler sur le visage du sujet, on place les deux mains étendues de telle sorte que les doigts auriculaires soient appliqués par leur face extérieure le long des sourcils, et que les extrémités de ces deux mains se touchent sur la ligne médiane du front : ces mains étant ainsi disposées comme une visière, on souffle à froid, vivement, sur le front et sur toute la tête. Procédant de cette manière on est sûr de ne pas incommoder le sujet qui rentre dans son état habituel.

Les passes partielles de dégagement sur un somnambule trop chargé, ou sur une personne qu'on a magnétisé et qui ne s'est pas endormie, se font de même précisément que celles indiquées pour le réveil. On y met plus ou moins de force ou de vivacité. Quand même un sujet ne s'est point endormi, il faut à la fin de la séance le démagnétiser soigneusement; sans quoi il prendra en dégoût le magnétisme.

Si un sujet prend une crise, faible ou violente il n'importe, il ne faut point dégager, mais calmer par des passes molles, faites à distance. On réveil lorsque le sujet est rendu au calme magnétique.

Quelques somnambules demandent à être réveillés par des passes longitudinales faites de bas en haut ou des pieds à la tête. Cependant il est certain qu'en général ces passes sont dangereuses et peuvent déterminer des congestions cérébrales. Il ne faut les employer qu'avec grande circonspection.

Il est bon que certains sujets soumis à l'action magnétique ne portent sur eux ni vêtement de soie, ni une quantité notable d'une substance métallique quelconque. Mais beaucoup de magnétisés ne se trouvent nullement incommodés par la soie et par les métaux. Les précautions à prendre sous ce rapport n'ont donc pas toute l'importance que leur accordent généralement les magnétiseurs.

MAGNÉTISATION

DES OBJETS INANIMÉS ET DES VÉGÉTAUX.

On peut magnétiser de l'eau ainsi que d'autres liquides, des plaques de verre, de corne, d'ivoire, de bois, de métal, etc.., des arbres, des vases de fleurs, etc.. Ce qui se fait par des passes, soit à distance, soit au contact, et par l'insufflation à chaud.

Des plaques destinées à être appliquées sur les parties malades, ou à maintenir le rapport du magnétiseur au magnétisé, se *chargent* par de petites passes faites dans tous les sens, sur toutes les surfaces, et pendant un quart-d'heure environ, en même temps que l'on souffle à chaud.

Les liquides que le sujet doit boire ou appliquer en bains, en fomentations, se *chargent* par des passes et l'insufflation à chaud. On magnétise l'eau que contient un verre, une bouteille, que celle-ci soit bouchée ou non. Il est bien de faire des passes en spirale autour du vase qui contient cette eau. Aucune autre personne que le sujet ne doit toucher les plaques ou le vase magnétisé, autrement la vertu magnétique se perd immédiatement.

Le tronc des arbres, la tige des plantes en vase seront magnétisés spiraliquement.

Le baquet Mesmérien se *charge* à peu près comme il vient d'être dit pour les corps inanimés.

BIBLIOTHÈQUE ROYALE I

Nantes, Imprimerie de FOREST, quai de la Fosse, 2.

www.ingramcontent.com/pod-product-compliance
Lightning Source LLC
LaVergne TN
LVHW021532140926
848035LV00047B/1308
9782014033366